GUSTAVO ADOLFO BECERRA INFANTAS

Nivel de conocimiento sobre la periimplantitis

GUSTAVO ADOLFO BECERRA INFANTAS

Nivel de conocimiento sobre la periimplantitis

De los residentes de la especialidad de periodoncia e implantes de la escuela profesional de estomatología

Editorial Académica Española

Imprint
Any brand names and product names mentioned in this book are subject to trademark, brand or patent protection and are trademarks or registered trademarks of their respective holders. The use of brand names, product names, common names, trade names, product descriptions etc. even without a particular marking in this work is in no way to be construed to mean that such names may be regarded as unrestricted in respect of trademark and brand protection legislation and could thus be used by anyone.

Cover image: www.ingimage.com

Publisher:
Editorial Académica Española
is a trademark of
Dodo Books Indian Ocean Ltd. and OmniScriptum S.R.L publishing group

120 High Road, East Finchley, London, N2 9ED, United Kingdom
Str. Armeneasca 28/1, office 1, Chisinau MD-2012, Republic of Moldova, Europe
Printed at: see last page
ISBN: 978-620-2-15776-6

RESUMEN

Antecedentes: El tratamiento con implantes dentales se ha incrementado rápidamente a nivel mundial, pero cabe resaltar que también se han incrementado los casos con enfermedades periimplantarias como la periimplantitis; por lo tanto, se debe valorar la importancia del conocimiento de estas enfermedades por parte de los especialistas en periodoncia e implantes, quienes en su práctica profesional van a evidenciar esta patología y así prevenir, diagnosticar y tratar la periimplantitis. **Objetivo:** Determinar el nivel de conocimiento sobre la periimplantitis de los residentes de la especialidad de Periodoncia e Implantes de la Escuela Profesional de Estomatología de la Universidad Andina del Cusco – 2017. **Material y Métodos:** El estudio fue aplicativo, cuantitativo, descriptivo y transversal; basado en la aplicación de un cuestionario validado a una muestra integrada por 50 estudiantes matriculados en la especialidad de Periodoncia e Implantes de la Escuela Profesional de Estomatología de la Universidad Andina del Cusco durante el semestre académico 2017-II. **Resultados:** El 46% de los residentes de la especialidad de periodoncia e implantes tiene un nivel medio de conocimiento de periimplantitis, el 38% un nivel bajo y el 16% un nivel alto. **Conclusiones:** Se determinó que los residentes encuestados de la especialidad de Periodoncia e Implantes de la Escuela Profesional de Estomatología de la Universidad Andina del Cusco tienen un nivel medio de conocimiento sobre la periimplantitis; de forma específica, se estableció que el nivel de conocimiento va a depender del año y semestre que estén cursando los residentes.

Palabras clave: Periimplantitis, conocimiento, periodoncia, implantología oral.

AGRADECIMIENTO

A mi familia, por su comprensión y estimulo constante, además de su apoyo incondicional a lo largo de mis estudios.

Al Dr. Alejandro Otero mi asesor de trabajo de fin de Master por su amistad y todas sus enseñanzas.

A todos mis compañeros, profesores y alumnos del Master en Medicina Oral y Cirugía Implantológica Avanzada de la Universidad Católica de Murcia

Y a todas las personas que en una u otra forma me apoyaron en la realización de este trabajo.

ÍNDICE

Página

Resumen iii

Agradecimiento iv

Índice v

Introducción y Justificación 1

1. Estado de la Cuestión 4

1.1. Descripción de la Realidad Problemática 4

1.2. Problemas de investigación 5

1.2.1. Problemas Principal 5

1.2.2. Problemas Secundarios 5

1.3. Antecedentes de la investigación 6

2. Marco Teórico 11

2.1. Periimplantitis 11

2.1.1. Definición y Prevalencia 11

2.1.2. Etiopatogenia 12

2.1.3. Clasificación 18

2.1.4. Tratamiento 20

3. Hipótesis y Objetivos 22

3.1. Hipótesis General 22

3.2. Hipótesis Específicos 22

3.3. Objetivo General 23

3.4. Objetivos Específicos 23

4. Metodología de la Investigación 24

4.1. Tipo y Nivel de Investigación 24

a) Tipo de investigación 24

b) Nivel de investigación 24

4.2. Método y diseño de investigación 24
a) Método de la investigación 24
b) Diseño de la Investigación 25
4.3. Población y Muestra de la investigación 25
a) Población 25
b) Muestra 26
4.4. Técnicas e Instrumentos de Recolección de Datos 26
a) Técnicas 26
b) Instrumentos 27
5. Resultados 29
Discusión 34
Conclusiones 36
Referencias Bibliográficas 37
Anexos 41

INTRODUCCIÓN Y JUSTIFICACIÓN

El tratamiento con implantes dentales se ha incrementado rápidamente a nivel mundial, pero cabe resaltar que consecuentemente, se están incrementando los casos con enfermedades periimplantarias como la periimplantitis; por lo tanto, se debe valorar la importancia del conocimiento de estas enfermedades por parte de los profesionales que se encontrarán íntimamente relacionados a esta patología, quienes son los especialistas en periodoncia e implantes, de manera tal que estén capacitados para prevenir diagnosticar y tratar la periimplantitis.

La reposición de las piezas dentarias ausentes mediante implantes dentales constituye hoy en día un tratamiento rutinario y muy desarrollado. Lekholm, Astrand y Kim han demostrado altas tasas de supervivencia de los implantes en función, que van desde el 90 % al 95 % en un periodo de hasta 20 años de seguimientos. Pero también existen complicaciones biológicas relacionadas a los implantes dentales, que en la actualidad se han ido incrementando, siendo la complicación más importante la periimplantitis (1,2).

La periimplantitis es definida como un proceso inflamatorio que afecta a los tejidos blandos y duros que rodean el implante dental y esto lleva a la pérdida del hueso alrededor del implante. Renvert S. y col. (3).

El Consenso reportado en el "The sixth European Workshop on Periodontology" citado por Cho-Yan Lee y col. define la periimplantitis como un proceso inflamatorio que afecta a los tejidos blandos y duros que rodean un implante osteointegrado, dando como resultado una pérdida de soporte óseo alrededor de los implantes, la cual está frecuentemente asociada a un aumento de la profundidad de sondaje (>5 mm) y a la presencia de sangrado y/o supuración al sondaje (4).

Según Tomasi y Derks la periimplantitis es la pérdida de hueso periimplantario detectable por radiografía unido a una lesión inflamatoria de tejidos blandos, combinada o no con supuración y una profundidad de sondaje mayor o igual a 6 mm (5).

En lo relacionado a la prevalencia de la periimplantitis; según Lindhe y Meyle, no existen datos estadísticamente significativos a consecuencia de la falta de uniformidad de los estudios existentes en cuanto a la prevalencia de le enfermedad periimplantar, pero indicaron que la prevalencia se encontraba entre un 28% a 50% de enfermedad periimplantar. Ellos también determinaron que el porcentaje era alto debido a que la enfermedad periimplantaria tiende a avanzar más rápido apicalmente que la periodontitis, probablemente porque los mecanismos de defensa de la encía son más efectivos en prevenir la propagación apical de la microflora de la bolsa que los de la mucosa periimplantaria. Gurgel y col. determinaron que la periimplantitis es catalogada como la enfermedad que tiene más prevalencia en el fracaso de implantes dentales (6,7).

El éxito del tratamiento con implantes es un gran desafío; por ello, la mejor comprensión de las enfermedades periimplantarias como la periimplantitis proporcionará sustento científico para planificar futuros estudios, facilitar la toma de decisiones clínicas y aumentar el éxito de los implantes.

El estudio se justifica ampliamente, porque es necesario conocer el nivel de conocimiento de la periimplantitis, al ser éste un factor de riesgo relacionado al fracaso de implantes dentales. De manera tal que, determinando el nivel de conocimiento de los residentes sobre esta patología, se podría hacer un análisis y reestructuración en la enseñanza, que esté orientada a garantizar que los residentes puedan brindar un diagnóstico correcto, planificación, preparación, procedimientos clínicos y educación al paciente para el éxito del tratamiento implantológico.

En el presente estudio, cuyo objetivo principal fue determinar el nivel de conocimiento sobre periimplantitis de los residentes de la Especialidad de Periodoncia e Implantes de la Universidad Andina del Cusco, se realizó previamente una revisión de la literatura sobre la enfermedad periimplantaria de la periimplantitis para poder elaborar un cuestionario, mismo que fue validado para ser aplicado a los residentes; respondiendo así a los objetivos específicos que fueron: precisar el nivel de conocimiento sobre la periimplantitis de los R1-1er semestre de la especialidad de Periodoncia e Implantes, determinar el nivel de conocimiento sobre la periimplantitis de los R1-2do semestre de la especialidad de Periodoncia e Implantes y establecer el nivel de conocimiento sobre la periimplantitis de los R2-4to semestre de la especialidad de Periodoncia e Implantes

ESTADO DE LA CUESTIÓN

1.1. DESCRIPCIÓN DE LA REALIDAD PROBLEMÁTICA

El edentulismo puede ser ocasionado por enfermedades dentales, enfermedades periodontales, traumatismos o por trastornos congénitos. La pérdida de dientes se podría categorizar como un grado de invalides donde afecta la estética, la función como la masticación y la fonación; también va haber un fuerte grado de afección psicológica expresado en un estado de ansiedad o depresión, pérdida de la autoconfianza y el deterioro biológico.

La implantología ha evolucionado desde que se dio a conocer con el protocolo clásico de Bränemark (1981), que indicaba la inserción de los implantes en dos fases quirúrgicas, evolucionando hasta la cirugía sin colgajo, la colocación de implantes inmediatos postextracción, la carga inmediata, la elevación del seno maxilar, la realización de injertos y utilización de implantes zigomáticos.

En la ciudad del Cusco se realizan los tratamientos con implantes dentales desde muchos años atrás y con la apertura de la especialidad de Periodoncia e Implantes en la Universidad Andina del Cusco se mejoró la calidad de vida de muchos pacientes parcial o totalmente desdentados, permitiéndoles mejorar la calidad de vida del paciente.

Pero así como se han incrementado los tratamientos con implantes, se ha observado que a lo largo de los años en la ciudad de Cusco se ha incrementado las enfermedades periimplantarias como la periimplantitis, por eso es importante conocer todo sobre la periimplantitis para poder diagnosticar, tratar y prevenir esta enfermedad en los pacientes con implantes.

Existe una amplia evidencia científica a nivel mundial sobre la periimplantitis. Pero no hay un estudio internacional ni nacional que nos diga si los profesionales especialistas que pueden tratar esta enfermedad están bien capacitados para ello, por lo que surgió la siguiente interrogante: ¿Cuál es el nivel de conocimiento sobre la periimplantitis de los residentes de la especialidad de Periodoncia e Implantes de la escuela profesional de estomatología de la Universidad Andina del Cusco?

1.2. PROBLEMAS DE LA INVESTIGACIÓN

1.2.1. Problema Principal

¿Cuál es el nivel de conocimiento sobre la periimplantitis de los residentes de la especialidad de Periodoncia e Implantes de la escuela profesional de estomatología de la Universidad Andina del Cusco - 2017?

1.2.2. Problemas Secundarios

¿Cuál es el nivel de conocimiento sobre la periimplantitis de los R1-1er semestre de la especialidad de Periodoncia e Implantes de la escuela profesional de estomatología de la Universidad Andina del Cusco - 2017?

¿Cuál es el nivel de conocimiento sobre la periimplantitis de los R1-2do semestre de la especialidad de Periodoncia e Implantes de la escuela profesional de estomatología de la Universidad Andina del Cusco - 2017?

¿Cuál es el nivel de conocimiento sobre la periimplantitis de los R2-4to semestre de la especialidad de Periodoncia e Implantes de la escuela profesional de estomatología de la Universidad Andina del Cusco - 2017?

1.3. ANTECEDENTES DE LA INVESTIGACIÓN

Realizada la fase de revisión documental no se identificó ningún trabajo que se considere antecedente directo, pero si algunos trabajos que se consideraron antecedentes indirectos al trabajo propuesto, cuyos resúmenes se presentan a continuación:

Antecedentes internacionales

Título: Parámetros clínicos y características microbiológicas en pacientes con tejidos periimplantarios sanos, mucositis y peri-implantitis

Autor: Javier Ata-Ali Mahmud

Tipo de estudio: Tesis presentada para optar el grado de Doctor

Ubicación: Universidad de Valencia. Facultad De Medicina y Odontología. Departamento de Estomatología. P.D. Fisiopatología del Aparato Estomatognático 663 131b. Valencia 2013. Página web: http://roderic.uv.es/handle/10550/32683

Resumen: Este estudio tuvo 3 objetivos, el primero fue estudiar en pacientes con tejidos periimplantarios sanos, si hay diferencias clínicas y microbiológicas del tejido periimplantario entre fumadores y no fumadores. El segundo en pacientes con algún implante dental con mucositis periimplantaria, determinar si existen diferencias a nivel clínico y microbiológico entre implantes con mucositis y con los tejidos periimplantarios sanos. El tercero en pacientes con algún implante dental con peri-implantitis, determinar si existen diferencias a nivel clínico y microbiológico entre implantes con peri-implantitis y con los tejidos periimplantarios sanos. La metodología de este estudio consistió en seleccionar 78 pacientes con implantes dentales en la Unidad de Cirugía Bucal del Departamento de Estomatología de la Facultad de Medicina y Odontología de la Universitat de València. Se recogió la historia clínica completa de cada paciente y todos firmaron el documento de consentimiento informado. (Javier Ata-Ali Mahmud, 2013)

Título: Valoración de marcadores inflamatorios y estrés oxidativo en un grupo de pacientes con enfermedad periimplantaria.

Autor: Javier Lucas Azorín

Tipo de estudio: Tesis presentada para optar el grado de Doctor

Ubicación: Universidad de Murcia. Departamento de Dermatología, Estomatología, Radiología y Medicina Física. España 2015. Página web: https://digitum.um.es/xmlui/bitstream/10201/47423/1/Javier%20Lucas%20Azor%C3%ADn%20Tesis%20Doctoral.pdf

Resumen: El propósito de este estudio fue saber si la enfermedad periimplantaria causa un aumento de marcadores de estrés oxidativo en la concentración de saliva total. La metodología fue la revisión de 70 pacientes divididos en tres grupos, 30 pacientes con implantes dentales y peri-implantitis, 30 pacientes con implantes sin peri-implantitis y 10 pacientes control sin implantes y un estado de salud general bueno. Se tomaron muestras de saliva para la medición de nuestros marcadores de estrés oxidativo. (Javier Lucas Azorín 2015)

Título: Estudio de la correlación entre parámetros de Salud periodontal y periimplantaria como Referencia a complicaciones infecciosas de los Implantes dentales.

Autor: Roberto López Piriz

Tipo de estudio: Tesis presentada para optar el grado de Doctor

Ubicación: Universidad Complutense de Madrid. Facultad de Medicina Departamento de Microbiología I, Madrid 2013. Página web: http://eprints.ucm.es/19857/1/T34273.pdf

Resumen: El objetivo de este estudio es determinar la influencia de los criterios definidores de periimplantitis en la prevalencia de la misma a los 4 años de la colocación del implante, así como su relación con la salud bucal de los pacientes. La metodología fue la revisión de pacientes con implantes colocados en el año 2004 de un registro clínico, donde se incluye la experiencia de 15 odontólogos con ejercicio privado distribuidos a lo largo de la geografía española y 1 investigador en clínica universitaria de odontología. (Roberto López Piriz, 2013)

Título: Estudio retrospectivo sobre La tasa de periimplantitis y Pérdida ósea crestal en Pacientes portadores de Implantes dentales con y sin Cuello pulido

Autor: Gilbel Del Águila Osmundo

Tipo de estudio: Tesis presentada para optar el grado de Doctor

Ubicación: Universidad de Murcia, Facultad de Medicina y Odontología, Departamento de Dermatología, Estomatología, Radiología y Medicina Física, Murcia, 2015. Página web: http://www.tesisenred.net/bitstream/handle/10803/363209/TOEGDA.pdf?sequence=1&isAllowed=y

Resumen: Evaluar la pérdida ósea periimplantaria, la presencia de periimplantitis, satisfacción estética y la calidad de vida en pacientes con restauraciones protésicas sobre implantes dentales utilizando implantes con y sin cuello pulido, colocados en diferentes posiciones del hueso maxilar. Material y métodos: 400 pacientes recibieron 1.244 implantes: 5151 con cuello pulido monitorizados durante un promedio de 6,44±2,55 años y 729 sin cuello pulido supervisado más de 5,61±2,52 años. Comparando los grupos fueron evaluadas la pérdida ósea radiográfica, presencia de periimplantitis, perdida del implante, la calidad de vida (OPIH-14) y la satisfacción del paciente con la estética de la prótesis. (Gilbel Del Águila Osmundo, 2015)

Título: Factores relacionados con la pérdida ósea periimplantaria.

Autor: Rocío Vázquez Álvareztesis

Tipo de estudio: Tesis presentada para optar el grado de Doctor en Odontología.

Ubicación: Departamento de Estomatología Facultad de Medicina y odontología Universidad De Santiago De Compostela. Santiago de Compostela, España 2014. Página web: https://dspace.usc.es/bitstream/10347/11519/1/rep_703.pdf

Resumen: El objetivo de este estudio fue comparar la pérdida ósea radiográfica periimplantar con la periodontitis crónica y con la pérdida ósea radiográfica periodontal así como con otras variables como diseño de la prótesis, el tipo de prótesis, la higiene o el hábito tabáquico. Los resultados del presente estudio encontró que la patología concomitante asociada a una mayor pérdida ósea periimplantaria es la patología osteoarticular (osteoporosis y artritis reumatoide), seguida de diabetes mellitus y, en menor medida, patología cardiovascular, además se observó una relación estadísticamente significativa entre la periodontitis crónica y la pérdida ósea periimplantaria. La metodología de este estudio consistió en la revisión de historias clínicas de pacientes que se le colocaron implantes con una anterioridad de 5 años, luego se le informa al paciente sobre el estudio y se le hace firmar el consentimiento informado. Se cita al paciente para hacerle una exploración física, valorar la higiene, medir la mucosa queratinizada, valorar el estado actual y una radiografía panorámica actual y son comparadas con los datos recogidos en su historia clínica al inicio del tratamiento. En total se observan 148 pacientes con un total de 585 implantes. (Rocío Vázquez Álvarez, 2014)

Título: Nivel de conocimiento sobre implantes dentales. Facultad de Estomatología. 2014-2015

Autor: Orlando Guerra Cobián, Clara Sánchez Silot

Tipo de estudio: Trabajo científico.

Ubicación: Universidad de Ciencias Médicas de La Habana. Facultad de Estomatología "Raúl González Sánchez", Havana. 2015. Página web: http://www.medigraphic.com/pdfs/revhabciemed/hcm-2016/hcm161i.pdf

Resumen: El objetivo de este estudio fue identificar el nivel de conocimientos acerca de implantes dentales en profesores, alumnos y pacientes, y relacionar el nivel de conocimiento en estas calificaciones. Los Material y método se realizó un estudio descriptivo transversal en la Facultad de Estomatología "Raúl González Sánchez" entre octubre 2014-febrero 2015. La muestra estuvo constituida por 90 encuestados, y seleccionada al azar incluyendo 30 pacientes, 30 profesores y 30 alumnos; se valoró en un cuestionario único aspectos generales, indicaciones, procederes y cuidados. Los resultados fueron evaluados. (Orlando Guerra Cobián, Clara Sánchez Silot, 2015)

Antecedentes nacionales

No se detectaron antecedentes directos e indirectos nacionales al trabajo de investigación.

MARCO TEÓRICO

2.1. PERIIMPLANTITIS

2.1.1. Definición y Prevalencia

La periimplantitis es definida como un proceso inflamatorio que afecta a los tejidos blandos y duros que rodean el implante dental y esto lleva a la pérdida del hueso alrededor del implante. Renvert S. y col. (2011)

Otra definición fue dada por García M. y col. (2004)

> Es un proceso inflamatorio que afecta a los tejidos que rodean un implante osteointegrado en función, y que produce una pérdida de soporte óseo (p.9)

Según Tomasi y Derks (2012) La periimplantitis es la pérdida de hueso periimplantario detectable por radiografía unido a una lesión inflamatoria de tejidos blandos, combinada o no con supuración y una profundidad de sondaje mayor o igual a 6 mm.

Según el Consenso reportado en el "The sixth European Workshop on Periodontology" citado por Cho-Yan Lee y col. (2011). La periimplantitis se define como un proceso inflamatorio que afecta a los tejidos blandos y duros que rodean un implante osteointegrado, dando como resultado una pérdida de soporte óseo alrededor de los implantes, la cual está frecuentemente asociada a un aumento de la profundidad de sondaje (>5 mm) y a la presencia de sangrado y/o supuración al sondaje.

En cuanto a la prevalencia Zitzmann y Berglundh (2011) hicieron una revisión bibliográfica indicando que hay pocos estudios sobre la prevalencia de enfermedades periimplantarias. Ellos encontraron que la periimplantitis se encontró en más del 50% de los sujetos.

Según Lindhe y Meyle (2008), no existen datos estadísticamente significativos a consecuencia de la falta de uniformidad de los estudios existentes en cuanto a la prevalencia de le enfermedad periimplantar, pero indicaron que la prevalencia se encontraba entre un 28% a 50% de enfermedad periimplantar. Ellos también determinaron que el porcentaje era alto debido a que la enfermedad periimplantaria tiende a avanzar más rápida apicalmente que la periodontitis, probablemente porque los mecanismos de defensa de la encía son más efectivos en prevenir la propagación apical de la microflora de la bolsa que los de la mucosa periimplantaria. Gurgel y col. (2016) determinaron que la periimplantitis es catalogada como la enfermedad que tiene más prevalencia en el fracaso de implantes dentales.

Lindhe (1992) determinó que las lesiones gingivales alrededor de los implantes son mucho más peligrosos que en los dientes, debido a que con mayor facilidad se extienden más apicalmente comprometiendo al hueso.

Faggion (2016) en una revisión sistemática y meta análisis determinaron que el 20% de pacientes tratados con implantes resultan con periimplantitis y pacientes con mucositis más del 60%, concluyendo que extraer piezas para colocar implantes no es siempre la mejor alternativa.

Albrektsson, Canullo y Cochran en el consenso de Roma (2016) dicen si la periimplantitis es una complicación de un cuerpo extraño o una enfermedad hecha por el hombre, concluyendo que es una complicación biológica multifactorial y en algunos casos hasta inevitable alrededor de los implantes.

2.1.2. Etiopatogenia

Es muy importante la salud de los tejidos periimplantarios por que actúan como barrera biológica ante bacterias que causan de enfermedad periimplantaria. Se sabe que un diente y un implante tienen diferentes mecanismos de defensa, el diente tiene el epitelio de unión, el tejido conectivo y elementos celulares del sistema inmunitario, en cambio en el implante la unión del epitelio y del tejido conectivo con la superficie de titanio se basa en hemidesmosomas, y sus fibras se disponen de forma longitudinal respecto a la superficie del implante y no de modo perpendicular, como en el diente natural. Además en el implante la zona coronal tiene una disposición circunferencial, una vascularización escasa y una mayor proporción de haces de colágeno respecto a los fibroblastos en comparación con el diente. Por lo tanto, si se destruye está débil unión, la contaminación bacteriana se extenderá directamente al hueso, provocando su rápida destrucción. (Sánchez y col. 2004).

Actualmente se conocen diferentes factores etiológicos relacionados con la aparición de periimplantitis: Mala higiene oral, prótesis cementadas, tabaco, sobrecarga oclusal, historia de enfermedad periodontal previa, enfermedades sistémicas, superficie del implante, contaminación previa del lecho periimplantario.

a) Mala Higiene Oral

   Una mala higiene oral va desarrollar enfermedades periimplantarias, por lo tanto es importante recalcar la necesidad de revisiones periódicas y controles periimplantario. En un estudio de diez años de seguimiento realizado por Lindquist y col. (1997), vieron que la pérdida de hueso marginal fue mayor en pacientes con mala higiene oral, En otro estudio Van der Weijden y col. (2005) concluyeron que mantener una buena higiene oral es indispensable para un buen sellado mucoso que evite la progresión bacteriana. Quinteros y col (2000), observaron que el control de placa bacteriana parece ser más importante en los implantes dentales que en los dientes naturales.

b) Prótesis cementadas

Linkevicius y col (2012), hicieron un estudio para evaluar la cantidad de cemento no detectado después de la cementación y limpieza de restauraciones soportadas por implantes, determinado que cuanto más profunda es la posición del margen de la corona mayor es la cantidad de cemento que no se pueda retirar o limpiar, y este exceso de cemento desencadenara en una enfermedad periimplantar con pérdida de hueso circundante es decir en una periimplantitis. También concluyeron que las radiografías dentales no deben considerarse un método confiable para la evaluación del exceso cemento.

c) Tabaco

El tabaco es un factor de riesgo unido a los efectos perjudiciales sobre los tejidos periimplantarios, pudiendo ocasionar la pérdida de los implantes. Roos-Jansaker y cols. (2006), apoyan el concepto que el tabaquismo debe ser considerado como factor de riesgo para el desarrollo de periimplantitis demostrando que los pacientes fumadores tenían más prevalencia de mucositis y pérdida ósea alrededor de los implantes (p. 283), en otro estudio Roos-Jansaker y cols. (2006), obtuvieron un aumento del riesgo de pérdida de un implante 2,5 veces mayor en pacientes fumadores (p. 296).

En fumadores el tabaco produce mayor pérdida de hueso alveolar incluso cuando tienen una buena higiene oral. Baig y col. (2007) en un estudio acerca de los efectos de la nicotina en los implantes determino que:

> La acción vasoconstrictora de la nicotina, el aumento de los niveles de fibrinógeno, los niveles excesivos de carboxihemoglobina en sangre, la disminución de la función leucocitaria, así como de la adherencia plaquetaria han planteado la hipótesis de que fumar compromete la cicatrización de las heridas de la mucosa.

Lindhe y Meyle (2008) en el workshop europeo sobre periimplantitis informó de una asociación significativa entre consumo de tabaco y periimplantitis, encontrando un aumento significativo de la pérdida de hueso marginal en fumadores en comparación con no fumadores.

Para concluir, Rodríguez y col (2011) señalaron que el fracaso de los implantes dentales es más del doble entre los pacientes fumadores (11,28%) que entre los no fumadores (4,76%), así, como también, es más prevalente la periimplantitis entre los fumadores. Por lo tanto, podemos afirmar que el tabaquismo aumenta el riesgo de padecer enfermedades periimplantarias con un mayor grado de severidad.

d) Sobrecarga oclusal

Quinteros y col (2000) señalaron que el estrés producido por las fuerzas masticatorias tiene como consecuencia la pérdida de hueso alrededor del implante, luego el surco periimplantario puede ser colonizado por microorganismos, y llevar a la infección en dicha localización. Sánchez y col (2004) comentaron que el estrés produce microfracturas óseas alrededor del implante debido a que las fuerzas que recibe son excesivas para su capacidad de soporte. En Ocasiones estas fuerzas producen la fractura de algún componente de la prótesis sin que se produzca pérdida de osteointegración del implante, lo que nos pone en sobre aviso de una posible sobrecarga mecánica (Quirynen y col 1992).

Al reabsorberse la zona coronal del implante, se produce una proliferación apical del epitelio y el tejido conectivo, que conlleva a una mayor facilidad de infección bacteriana marginal que puede avanzar progresivamente aumentando la destrucción del hueso periimplantario (Quirynen y col 1992).

La periimplantitis por una sobrecarga oclusal es mayor cuando el implante está colocado con una inclinación incorrecta, en parafunciones y cuando el número total de implantes no es el adecuado para una correcta distribución de las fuerzas masticatorias (Quinteros y col 2000).

e) Historia de enfermedad periodontal previa

Lindhe y col (2008) en el workshop sobre periimplantitis concluyeron que hay un mayor riesgo de periimplantitis en pacientes con antecedentes de enfermedad periodontal comparado con pacientes sin antecedentes de enfermedad periodontal.

En el estudio de Roos-Jansaker y cols. (2006), pacientes con enfermedad periodontal previa mostraron una asociación más significativa con la pérdida ósea periimplantaria, relacionándola con el grado de pérdida ósea periodontal de los dientes remanentes.

Como conclusión Van der Weijden y cols. (2005), indicaron que importante tratar la enfermedad periodontal antes de la colocación de los implantes.

f) Enfermedades sistémicas

La diabetes mellitus es la enfermedad sistémica que compromete el estado periodontal o periimplantario (Lindhe y col. 2008). Los reportes científicos avalan que cicatrización de los tejidos y respuesta inmunitaria es deficiente en los pacientes diabéticos mal controlados, y más aun con déficit en su higiene oral, son catalogados como pacientes de riesgo para enfermedades periimplantarias. A diferencia de los pacientes diabéticos bien controlados, se pueden seguir las mismas pautas quirúrgicas que un paciente sano (Segura y col. 2012).

Otra enfermedad sistémica de consideración es el hipertiroidismo, que con un control pobre de los niveles de hormona tiroidea son pacientes de riesgo para la colocación de implantes, pues la hormona tiroidea regula los procesos fisiológicos como la hemostasis o la cicatrización de los tejidos y en un estado descontrolado, puede llegar a estimular la destrucción de los tejidos periimplantarios (Zahid y cols. 2011).

g) Superficie del implante

En búsqueda de disminuir el tiempo de oseointegración de los implantes, se ha desarrollado nuevos tratamientos de superficies, como superficies recubiertas de hidroxiapatita, tratadas con ácidos o rociadas con plasma-spray de titanio; que buscan un aumento del contacto hueso-implante más rápido.

Martines y col. (2008) indujeron por medio de ligaduras el acúmulo de placa sobre implantes dentales de diferentes superficies, encontrando mayor acúmulo de bacterias en superficies con mayor rugosidad, facilitando la formación del biofilms y el avance más rápido de la enfermedad periimplantaria. No obstante, en los implantes con superficies pulidas, la progresión de la enfermedad periimplantaria es más lenta, y el tratamiento y la limpieza de dichas superficies es más sencillo y eficaz (Teughels y col. 2006).

h) Contaminación previa del lecho periimplantario

Una lesión radiolúcida en el ápicc del implante estable con hueso sano en la porción coronal se define como una lesión radiolúcida implantaría activa o periimplantitis retrógrada, causada por una contaminación previa en el lecho implantarío que pueda dar lugar a su pérdida.

Silva y col. (2010) indicaron que la lesión apical del implante presenta una sintomatología similar a la periimplantitis de inicio coronal, y con una escasa prevalencia (0,3-1,8%) y una etiología relacionada con lesiones periapicales de dientes adyacentes o quistes de restos radiculares.

Zhou y cols. (2009) realizaron un estudio donde colocaron implantes adyacentes a dientes con tratamiento de conducto. Donde hubo una incidencia de periodontitis retrograda 7,8%. Concluyeron que para disminuir el riesgo de sufrir periimplantitis retrógrada hay que aumentar la distancia entre el implante y el diente adyacente, así como esperar un tiempo prudente para garantizar el éxito de la endodoncia.

2.1.3. Clasificación

Jovanovic (1994) clasifica la periimplantitis valorando la morfología y el tamaño de la destrucción de hueso periimplantario en diferentes grados:

- Periimplantitis grado 1: Pérdida ósea horizontal mínima más reabsorción vertical inicial.
- Periimplantitis grado 2: Pérdida ósea horizontal moderada más reabsorción vertical localizada.
- Periimplantitis grado 3: Pérdida ósea horizontal moderada intensa más reabsorción vertical circunferencial avanzada.
- Periimplantitis grado 4: Pérdida ósea horizontal intensa más reabsorción vertical avanzada y pérdida de la tabla ósea vestibular o lingual.

Sánchez (2008) dio una calificación de la periimplantitis desde el punto de vista clínico – terapéutico:

- Periimplantitis grado 0:
  - ➢ Asintomática
  - ➢ Ligera inflamación periimplantaria.
  - ➢ No hay sangrado espontáneo.
  - ➢ Fluctuación del tejido gingival sobre el plano óseo.
  - ➢ Percusión asintomática.
  - ➢ Ausencia de bolsa periimplantaria
  - ➢ No presenta movilidad implantaria.
  - ➢ Sin signos radiológicos de pérdida ósea.

- Periimplantitis grado 1
  - Ligera inflamación de tejidos blandos.
  - Ligera sintomatología dolorosa.
  - Exudado
  - Fístula indolora con escasa exudación y sangrado.
  - Percusión asintomática.
  - Pseudobolsa periimplantaria.
  - Sin movilidad implantaría.
  - Sin signos radiológicos de pérdida ósea.
- Periimplantitis grado 1-a (apical)
  - Ligera o ninguna inflamación de tejidos blandos en la
  - Zona del periapice del implante.
  - Mucosa del periapice del implante dolorosa espontáneamente o a la palpación.
  - Implante fijo e indoloro a la percusión.
  - Puede no haber signos radiológicos.
- Periimplantitis grado 2
  - Supuración-abscesificación.
  - Dolor regional.
  - Sangrado y supuración espontánea o al sondaje.
  - Percusión asintomática.
  - Presencia de bolsa periimplantaria
  - Sin movilidad implantaría.
  - Signos radiológicos de pérdida ósea presentes
- Periimplantitis grado 3
  - Fracaso implantario.
  - Dolor regional.
  - Sangrado y supuración espontánea o al sondaje.
  - Percusión dolorosa.
  - Presencia de bolsa periimplantaria.

- ➢ Dolor al manipular el tornillo de cierre, de cicatrización o el poste protético. Sensación de rotura al aplicar fuerza sobre ellos.
- ➢ Movilidad implantaría.
- ➢ Signos radiológicos de pérdida ósea presentes.

- Periimplantitis grado -1 (menos uno)
  - ➢ Pérdida del implante sin sintomatología previa aparente.
  - ➢ Retirada espontánea o al mínimo esfuerzo del implante.
- Periimplantitis grado -2 (menos 2, fallo de 2º tratamiento).
  - ➢ Pérdida precoz de un implante, antes del tiempo de osteointegración,
  - ➢ Que Sustituyó a otro previamente fracasado. (Pérdida del 2º o fracaso de retratamiento)

2.1.4. Tratamiento

En la actualidad el tratamiento de la periimplantitis no está estandarizado debido a una falta de consenso global y de la inexistencia de un protocolo en el modo de tratar la enfermedad periimplantaria (Mattheos y col. 2011).

García y col. (2004) cita los procedimientos que se desarrolló en el 3er Workshop Europeo de Periodoncia donde se establece un esquema de actuación según los parámetros clínicos:

> Si hay bolsas menores de 4 mm se realizará limpieza mecánica y mejora de la higiene oral del paciente (nivel A), si hay bolsas de 4-5 mm se realizará el nivel A más la aplicación de un antiséptico local, la Clorhexidina en forma de gel o enjuague, añadiendo un control radiográfico (nivel B); si hay bolsas de 5 mm, se añadirá la terapia antibiótica (nivel C); por último, si hay bolsas mayores de 5 mm se llevarán a cabo los niveles A-B-C más el tratamiento quirúrgico para modificar la morfología de los tejidos blandos y del defecto óseo (nivel D).

Dahlin y col. (2009) hablaron sobre el tratamiento de la periodontitis retrograda, que varía desde el desbridamiento y terapia antimicrobiana hasta la sección de la porción más apical del implante o la remoción del mismo, obteniéndose resultados satisfactorios a largo plazo.

Varios estudios coinciden que el tratamiento de la periimplantitis se debe hacer de manera quirúrgica y va depender de la gravedad de la enfermedad, siendo una cirugía de acceso, una cirugía receptiva o una terapia regenerativa (Jensen y col. 2009; Schwarz y col. 2006; Schou y col. 2004).

Junto con estas terapias quirúrgicas se debe acompañar una detoxificación superficial del implante y terapia antimicrobiana. En cuanto a la detoxificación superficial implantaría puede ser con el uso del láser diodo, CO_2 o de Er:YAG, siendo este último el más usado en la actualidad y con mayor evidencia científica. Estos métodos son fiables y consiguen eliminar el tejido de granulación que rodea la superficie del implante y eliminación de las bacterias, además si son usados a correctas potencias no dañan la superficie del implante y consiguen una mejor formación de hueso alrededor de éste, comparándolo con el desbridamiento mecánico con curetas (Takasaki y col 2007). También podemos hacer la descontaminación de la superficie del implante con productos químicos que son buenos antimicrobianos; entre los más usados, la clorhexidina y el peróxido de hidrógeno al 3%, productos con capacidad bactericida contra la adhesión bacteriana y sin producir alteraciones en la superficie de titanio dc los implantes (Salvi y col. 2007).

HIPÓTESIS Y OBJETIVOS

3.1. Hipótesis General

El nivel de conocimiento sobre la periimplantitis de los residentes de la especialidad de Periodoncia e Implantes de la escuela profesional de estomatología de la Universidad Andina del Cusco en términos generales es medio

3.2. Hipótesis Específicos

El nivel de conocimiento sobre la periimplantitis de los R1-1er semestre de la especialidad de Periodoncia e Implantes de la escuela profesional de estomatología de la Universidad Andina del Cusco en términos generales es bajo

El nivel de conocimiento sobre la periimplantitis de los R1-2do semestre de la especialidad de Periodoncia e Implantes de la escuela profesional de estomatología de la Universidad Andina del Cusco en términos generales es medio

El nivel de conocimiento sobre la periimplantitis de los R2-4to semestre de la especialidad de Periodoncia e Implantes de la escuela profesional de estomatología de la Universidad Andina del Cusco en términos generales es alto

3.3. Objetivo General

Determinar el nivel de conocimiento sobre la periimplantitis de los residentes de la especialidad de Periodoncia e Implantes de la escuela profesional de estomatología de la Universidad Andina del Cusco - 2017

3.4. Objetivos Específicos

Precisar el nivel de conocimiento sobre la periimplantitis de los R1-1er semestre de la especialidad de Periodoncia e Implantes de la escuela profesional de estomatología de la Universidad Andina del Cusco – 2017

Determinar el nivel de conocimiento sobre la periimplantitis de los R1-2do semestre de la especialidad de Periodoncia e Implantes de la escuela profesional de estomatología de la Universidad Andina del Cusco - 2017

Establecer el nivel de conocimiento sobre la periimplantitis de los R2-4to semestre de la especialidad de Periodoncia e Implantes de la escuela profesional de estomatología de la Universidad Andina del Cusco - 2017

METODOLOGÍA DE LA INVESTIGACIÓN

4.1. Tipo y nivel de investigación

a) Tipo de Investigación

Según Mario Bunge (2000) la investigación es de tipo aplicativa porque se utilizó conocimientos que ya son parte de un ámbito del saber para solucionar un problema específico.

Según Hernández Sampieri (2014) por las técnicas de recolección de datos es investigación cuantitativa, por la ocurrencia de los hechos es retro – prospectivo, por la fuente de información es eminentemente primaria.

b) Nivel de Investigación

El nivel de investigación es descriptivo explicativo de corte transversal; es descriptivo porque cada una de las variables estudiadas se presentan tal y como están en la realidad, y es transversal porque se recolectan los datos en un solo momento

4.2. Método y Diseño de la Investigación

a) Método de la Investigación

La investigación es de tipo: "Deductivo"

a) Diseño de la Investigación

El diseño de la investigación es: “No Experimental”, también conocido como observacional, pues no se realizará manipulación alguna de las variables de estudio.

El manejo metodológico propuesto establece la conformación de una muestra, en las cuales se buscará identificar el nivel de conocimiento de la muestra sobre la periimplantitis, lo cual se representa en el siguiente esquema:

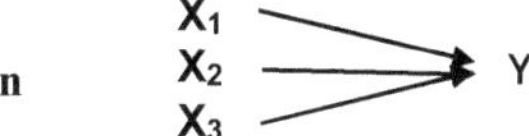

Leyenda

n= muestra de residentes

X_1 = huésped
X_2 = técnica quirúrgica
X_3 = implantes dentales
Y = Fracaso

4.3. Población y Muestra de la Investigación

a) Población

La población estuvo conformada por los residentes de la 2da especialidad de Periodoncia e implantes de la Escuela Profesional de Estomatología de la Universidad andina del Cusco.

La población de residentes matriculados en el semestre 2017-II estaba conformada por tres grupos, que correspondían al semestre que estaban cursando, como se describe en la siguiente tabla. (Ver anexo #2)

Tabla 1: Población de residentes de la Especialidad (Elaboración propia)

CATEGORIZACION	FRECUENCIA	PORCENTAJE
R1-1er semestre	20	40%
R1-2do semestre	19	38%
R2-4to semestre	11	22%
TOTAL	50	100%

b) Muestra: Censal

Por ser una población pequeña, no se determinó un tamaño de la muestra, se hizo el estudio con el total de la población.

4.4. Técnicas e instrumentos de recolección de datos

a) Técnicas

Revisión documental

La información inicial fue recolectada mediante la recolección de información nacional e internacional de tesis, libros y artículos científicos.

Encuesta

Se encuestó a la totalidad de residentes, previa validación de instrumentos guía.

b) Instrumentos

Ficha de recojo de información

El primer instrumento fue una ficha de recojo de información donde se calificó toda la información recolectada

Cuestionario validado

El segundo instrumento que se utilizó fue el cuestionario elaborado para investigar nivel de conocimiento sobre la periimplantitis de los residentes de la especialidad de Periodoncia e Implantes, esta será dirigida y supervisada por el investigador; pero anónima garantizando aspectos bioéticos y confidencialidad para evitar temores, represalias y similares. Para ello el instrumento ha sido ya sometido a juicio de expertos por:

- Dr. Cesar Herrera Menéndez, Cirujano Dentista, Doctor en Ciencias de la Salud.
- Dr. Juan Carlos Valencia Martínez, Cirujano Dentista, Doctor en Ciencias de la Salud.
- Dr. Deyvis Robinson Villa Palomino, Doctor en Ciencias de la Educación.

En cuanto a la descripción del instrumento, este se tituló "Cuestionario Validado sobre Nivel de Conocimientos en Periimplantitis", este es un cuestionario estructurado de 10 preguntas cerradas, las preguntas respondían a diferentes aspectos relacionados con la periimplantitis. A cada encuestado se le explico verbalmente el estudio, así como su participación en él, todos decidieron participar en el estudio.

La escala evaluó para el nivel total de conocimiento:

- 0-3 puntos bajo.

- 4-7 puntos medio.
- 8-10 puntos alto.

Luego se contaron las respuestas y unificaron los datos obtenidos en la encuesta, clasificando según fuera necesario para la realización de las gráficas y su relación con las respuestas. (Ver anexo 3)

RESULTADOS

La recolección de los datos nos da como resultados el nivel de conocimientos en periimplantitis de los Residentes de la 2da especialidad de Periodoncia e Implantes de la Escuela Profesional de Estomatología de la Universidad Andina del Cusco utilizando como instrumento el cuestionario validado (Anexo N° 3).

La cuantificación del cuestionario sobre el nivel de conocimientos en periimplantitis fue de 0 a 10 utilizando la siguiente categorización

- 0-3 puntos bajo grado.
- 4-7 puntos medio grado.
- 8-10 puntos alto grado

Entonces, se tienen 50 nuevas observaciones del incide divididas en tres grupos, valorados de 0 a 10.

Primero veremos el grupo formado por 20 residentes del 1er año matriculados en el primer semestre (R1-1er semestre) se observan los resultados en la siguiente tabla.

Tabla 2: Nivel de conocimiento de R1-1er semestre (Elaboración propia)

CATEGORIZACIÓN	FRECUENCIA	PORCENTAJE
Bajo	10	50.00%
Medio	8	40.00%
Alto	2	10.00%
TOTAL	20	100.00%

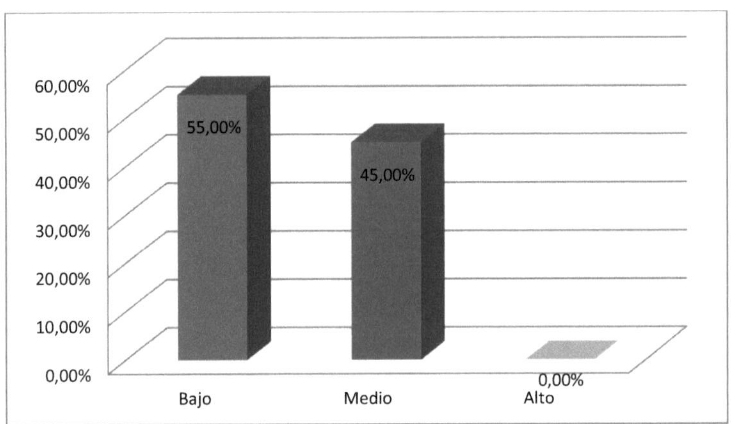

Ilustración 1: Nivel de conocimientos de periimplantitis de los R1-1er semestre (elaboración propia).

La tabla 2 (Ilustración 1) muestra el nivel de conocimientos de periimplantitis de los R1-1er semestre; observando en términos porcentuales que el 55% tiene un bajo grado de conocimientos sobre la periimplantitis, el 45% tiene un nivel medio, y hay un 0% de nivel alto de conocimientos.

En cuanto al grupo formado por 19 residentes del 1er año matriculados en el segundo semestre (R1-2do semestre) podemos observar los resultados en la siguiente tabla.

Tabla 3: Nivel de conocimiento de R1-2do semestre (Elaboración propia)

CATEGORIZACIÓN	FRECUENCIA	PORCENTAJE
Bajo	8	42.11%
Medio	10	52.63%
Alto	1	5.26%
TOTAL	19	100.00%

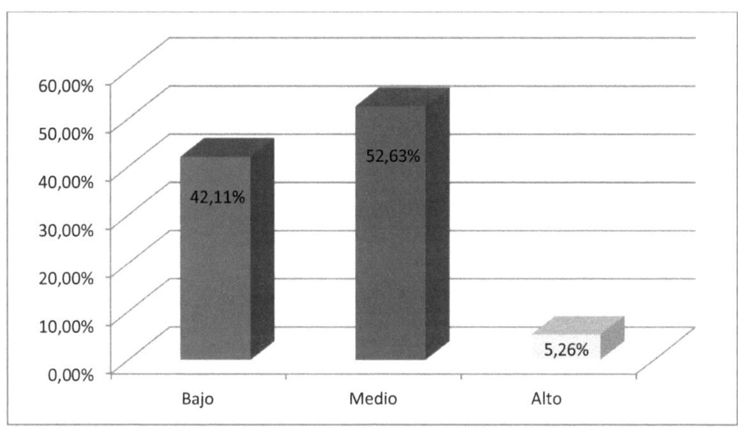

Ilustración 2: Nivel de conocimientos de periimplantitis de los R1-2do semestre (elaboración propia).

La tabla 3 (Ilustración 2) muestra el nivel de conocimientos de periimplantitis de los R1-2do semestre; observando en términos porcentuales que el 55.63% tiene un nivel medio de conocimientos sobre la periimplantitis, el 42.11% tiene un nivel bajo, mientras que solo un 5.26% de nivel alto de conocimientos.

En cuanto al grupo formado por 11 residentes del 2do año matriculados en el cuarto semestre (R2-4to semestre) podemos observar los resultados en la siguiente tabla.

Tabla 4: Nivel de conocimiento de R2-4to semestre (Elaboración propia)

CATEGORIZACIÓN	FRECUENCIA	PORCENTAJE
Bajo	0	0.00%
Medio	4	36.36%
Alto	7	63.64%
TOTAL	11	100.00%

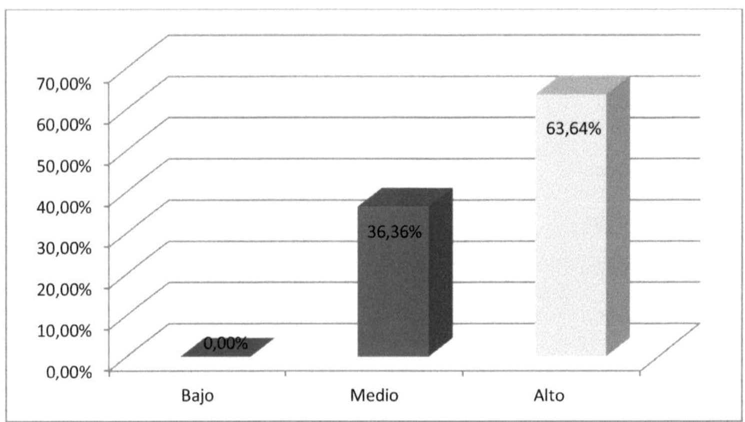

Ilustración 3: Nivel de conocimientos de periimplantitis de los R2-4to semestre (elaboración propia).

La tabla 4 (Ilustración 3) muestra el nivel de conocimientos de periimplantitis de los R2-4to semestre; observando en términos porcentuales que el 63.64% tiene un nivel alto de conocimientos sobre la periimplantitis, el 36.36% tiene un nivel medio, y hay un 0% de nivel bajo de conocimientos.

Entonces agrupando los tres grupos de residentes se obtiene el nivel de conocimientos de periimplantitis de todos los residentes de la especialidad de periodoncia e implantes, cuyo resumen su muestra en la siguiente tabla.

Tabla 5: Nivel de conocimiento del total de residentes (Elaboración propia)

CATEGORIZACIÓN	FRECUENCIA	PORCENTAJE
Bajo	19	38.00%
Medio	23	46.00%
Alto	8	16.00%
TOTAL	50	100.00%

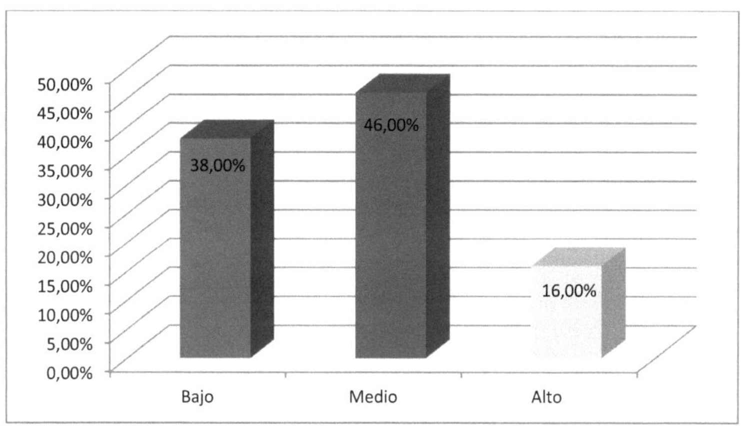

Ilustración 4: Nivel de conocimientos de periimplantitis del total de residentes (elaboración propia).

La tabla 5 (Ilustración 4) muestra en general que los residentes de la especialidad de periodoncia e implantes tiene el 46% un nivel medio de conocimientos de periimplantitis, el 38% un nivel bajo y el 16% un nivel alto.

DISCUSIÓN

Tras los resultados del cuestionario a los residentes de la especialidad de Periodoncia e implantes, se precisó el nivel de conocimientos sobre la periimplantitis que puede expresar lo siguiente:

- En lo referente al nivel de conocimientos sobre la periimplantitis de los Residentes de primer semestre (R1-1); observando en términos porcentuales que el 55% tiene un bajo nivel de conocimientos sobre la periimplantitis, confirmando la primera hipótesis específica del presente trabajo de investigación.

  En este grupo de estudio se observó que ningún alumno tubo un nivel alto de conocimientos y el porcentaje estuvo casi parejo repartido con un 55% en nivel bajo y un 45% en nivel medio, estos resultados lo debemos a que en el primer semestre no llevan cursos de implantes ni enfermedades periimplantarias y/o complicaciones en implantes, solo llevan curso introductorios a la periodoncia, pero para contrarrestar a este punto podemos decir que menos de la mitad de los residentes de este grupo han ingresado a la residencia con algo de experiencia en el tema de implantes y enfermedades periimplantarias y eso se expresa en un 45% de un nivel medio de conocimientos.

- En cuanto se refiere al nivel de conocimientos de periimplantitis de los R1-2do semestre; observando en términos porcentuales que el 55.63% tiene un nivel medio de conocimientos sobre la periimplantitis, confirmando la segunda hipótesis específica del presente trabajo de investigación.

  En este grupo de estudio observamos que se incrementó tanto el nivel medio (55.63%) y alto (5.26%) de conocimientos y disminuyo el nivel bajo (42.11%) en comparación al grupo anterior, pese a que aun en el segundo semestre no se llevan curso de implantes ni de enfermedades periimplantarias y/o complicaciones en implantes, pero los residentes ya toman la iniciativa de leer más información sobre los diferentes casos de implantes y complicaciones que ven en la especialidad.

- En cuanto al grupo de los R2-4to semestre; observando en términos porcentuales que el 63.64% tiene un nivel alto de conocimientos sobre la periimplantitis, confirmando la tercera hipótesis específica del presente trabajo de investigación.

  En este grupo de estudio se observó un gran incremento en el nivel de conocimientos sobre la periimplantitis tanto para el nivel alto (63.64%) como para el nivel medio (36.36%), y no hubo ningún residente que este con un nivel bajo de conocimientos. Esto se debe a que en los dos últimos semestres que corresponde al R2 se llevan los cursos de implantes, enfermedades periimplantarias, complicación y fracasos, además los alumnos ya están terminando su residentado y desarrollan una alta casuística en relación a este tema.

- En términos generales el total de los residentes de la especialidad de periodoncia e implantes tiene un 46% de nivel medio de conocimientos de periimplantitis, siendo el mayor porcentaje obtenido, seguido de bajo (38%) y alto (16%) confirmando la hipótesis General del presente trabajo de investigación.

  El total de residentes nos da ese resultado debido al mayor porcentaje de matriculados en primer año o R1, que como vimos anteriormente no obtuvieron altos niveles de conocimientos, además el único antecedente de investigación internacional de Guerra y Sánchez (2015) obtuvieron resultados similares en su estudio sobre el nivel de conocimientos de implantes en el ítems de cuidados y complicaciones donde estaba incluido la periimplantitis el mayor porcentaje fue en el grado medio de conocimientos (37.76%) en estudios recogidos a profesores, alumnos y pacientes.

  Es destacable que el estudio, dado el tamaño de su muestra, tiene un valor limitado por lo que es necesario estudios de muestras más extensas.

CONCLUSIONES

Con base a los hallazgos encontrados en este estudio, se concluye que:

Primero: Se determinó que el total de los residentes encuestados de la especialidad de Periodoncia e Implantes de la Escuela Profesional de Estomatología de la Universidad Andina del Cusco tienen un nivel medio de conocimiento sobre la periimplantitis

Segundo: Se determinó que los residentes del 1er año matriculados en el 1er semestre encuestados de la especialidad de Periodoncia e Implantes de la Escuela Profesional de Estomatología de la Universidad Andina del Cusco tienen un nivel bajo de conocimiento sobre la periimplantitis

Tercero: Se determinó que los residentes del 1er año matriculados en el 2do semestre encuestados de la especialidad de Periodoncia e Implantes de la Escuela Profesional de Estomatología de la Universidad Andina del Cusco tienen un nivel medio de conocimiento sobre la periimplantitis

Cuarto: Se determinó que los residentes del 2do año matriculados en el 4to semestre encuestados de la especialidad de Periodoncia e Implantes de la Escuela Profesional de Estomatología de la Universidad Andina del Cusco tienen un nivel alto de conocimiento sobre la periimplantitis.

Quinta: Se estableció que el nivel de conocimientos va depender del año y el semestre en que estén cursando los residentes de la especialidad de Periodoncia e Implantes de la Escuela Profesional de Estomatología de la Universidad Andina del Cusco

REFERENCIAS BIBLIOGRAFICAS

Adell R, Lekholm U, Rokler B, Branemark P.I. (1981). *A 15 year study of osseointegrated implants in the treatment of the edentulous jaw*. J Oral Surg; 10, 387

Albrektsson T, Canullo L, Cochran D, De Bruyn H. (2016) *"Peri-Implantitis": A Complication of a Foreign Body or a Man-Made "Disease". Facts and Fiction,* 18(4), 840-9.

Astrand P, Ahlqvist J, Gunne J, Nilson H. (2008). *Implant treatment of patients with edentulous jaws: a 20-year follow-up*. Clin Implant Dent Relat Res. 10, 207-17.

Baig MR, Rajan M. (2007). *Effects of smoking on the outcome of implant treatment: a literature review*. Indian J Dent Res, 18, 190-195

Berglundh T, Lindhe J, Marinello C, Ericsson Y, Liljenberg B. (1992). *Solí tissuc reaclion lo de novo plaque formation al Implanta and teeth*. Clin Oral Implante Res. 3, 1-8

Bunge M. (2000). *La Investigación Científica: Su Estrategia y su Filosofía.* México: Siglo XXI

Cho-Yan Lee J, Mattheos N, Nixon KC, Ivanovski S. (2011). *Residual periodontal pockets are a risk indicator for periimplantitis in patients treated for periodontitis*. Compend Contin Educ Dent. 32(8), 24-31.

Dahlin C, Nikfarid H, Alsén B, Kashani H. (2009). *Apical periimplantitis: Possible predisposing factors, case reports, and surgical treatment suggestions*. Clin Implant Dent Relat Res, 11(3), 222-7.

Faggion Jr. (2016). *Commentary Do we need more dental implants?*. J of Oral Rehabilitation, 43(6), 20.

García M, Cabezas J, Gallego D, Torres D. (2004). *Diagnóstico y tratamiento de las periimplantitis. Actualización en el diagnóstico clínico y en el tratamiento de las Periimplantitis*. Avances en Periodoncia, 16(1), 9-18.

Gurgel BC, Montenegro SC, Dantas PM, Pascoal AL, Lima KC, Calderon PD. (2016). *Frequency of peri-implant diseases and associated factors.* Clin Oral Implants Res. 28(10), 1211-1217

Hernández R, Fernández C, Baptista M. (2014). *Metodología de la Investigación*. (6a ed.) México: McGraw-Hill/Interamericana Editores S.A

Jensen SS, Terheyden H. (2009). *Bone augmentation procedures in localized defects in the alveolar ridge: clinical results with different bone grafts and bone-substitute materials*. Int J Oral Maxillofac Implants. 24, 218-36.

Jovanovic SA. (1994). Diagnosis and treatment of peri-implant disease. Curr Opin Periodontol, 194-204

Kim DM, Badovinac RL, Lorenz RL, Fiorellini JP, Weber HP. (2008). *A 10-year prospective clinical and radiographic study of one-stage dental implants*. Clin Oral Implants Res. 19, 254-8.

Lekholm U, Gröndahl K, Jemt T. (2006). *Outcome of oral implant treatment in partially edentulous jaws followed 20 years in clinical function*. Clin Implant Dent Relat Res. 8, 178-86.

Lindhe J, Meyle J. (2008) *Peri-implant diseases: Consensus Report of the Sixth European Workshop on Periodontology*. J Clin Periodontol. 35(8), 282-5.

Lindquist LW, Carlsson GE, Jemt T. (1996). *A prospective 15-year follow-up study of mandibular fixed prostheses supported by osseointegrated implants. Clinical results and marginal bone loss*. Clin Oral Implants Res. 7(4), 329-36.

Linkevicius T, Vindasiute E, Puisys A, Linkeviciene L, Maslova N, Puriene A. (2012) *The influence of the cementation margin position on the amount of undetected cement. A prospective clinical study*. Clin. Oral Implants. Res. 24(1):71-6

Martines RT, Sendyk WR, Gromatzky A, Cury PR. (2008). *Sandblasted/acid-etched vs smooth-surface implants: implant clinical reaction to experimentally induced peri-implantitis in Beagle dogs*. J Oral Implantol, 34(4),185-9

Mattheos N, Collier S, Walmsley AD. (2011). *Specialists' management decisions and attitudes towards mucositis and peri-implantitis*. J Int Acad Periodontol, 13(3),80-5

Quinteros Borgarello M, Delgado Molina E, Sánchez Garcés MA, Berini Aytés L, Gay Escoda C. (2000). *Estudio microbiológico de la periimplantitis; Presentación de 9 casos clínicos*. Av Periodon Implantol. 12, 137-150.

Quirynen M, Naert I, van Steenberghe D. (1992). *Fixture design and overload influence marginal Bone loss and fixture Success in the Branemark system*. Clin Oral Implants Res. 3, 104-111.

Renvert S, Lindahl C, Roos-Jansåker AM, Persson GR. (2011). *Treatment of peri-implantitis using an Er:YAG laser or an air-abrasive device: a randomized clinical trial.* J Clin Periodontol. 38, 65-73.

Rodríguez-Argueta OF, Figueiredo R, Valmaseda-Castellón E, Gay-Escoda C. (2011) *Postoperative complications in smoking patients treated with implants: a retrospective study.* J Clin Periodontol, 38(8), 738-45.

Roos-Jansaker AM, Lindahl C, Renvert H, Renvert S. (2006). *Nine- to fourteen-year followup of implant treatment. Part I: implant loss and associations to various factors.* J Clin Periodontol. 33, 283-289.

Roos-Jansaker AM, Renvert H, Lindahl C, Renvert S. (2006). *Nine- to fourteen-year followup ofiimplant treatment. Part III: factors associated with peri-implant lesions.* J Clin Periodontol. 33, 296-301.

Salvi GE, Persson GR, Heitz-Mayfield LJ, Frei M, Lang NP. (2007). *Adjunctive local antibiotic therapy in the treatment of peri-implantitis II: clinical and radiographic outcomes.* Clin Oral Implants Res. 18(3),281-5

Sánchez J.T. (2008). Periimplantitis: protocolo clínico y terqpeutico. Cient Dent. 5(1), 55-69

Sánchez-Garcés MA, Gay-Escoda C. (2004). *Periimplantitis.* Med Oral Patol Ora Cir Bucal. 9, 63-69.

Schou S, Berglundh T, Lang NP. (2004). *Surgical treatment of peri-implantitis. Int J Oral Maxillofac Implants*, 19, 140 9

Schwarz F, Jepsen S, Herten M, Sager M, Rothamel D, Becker J. (2006) *Influence of different treatment approaches on non-submerged and submerged healing of ligature induced peri-implantitis lesions: an experimental study in dogs.* J Clin Periodontol 33(8), 584-95

Segura Andrés G, Agustín Panadero R, Faus López J, Ferreiroa Navarro A. (2012). *Interacción Bidireccional entre enfermedad periodontal y diabetes mellitus: una revisión de la literatura.* Periodoncia y Osteointegración. 22(4)

Silva GC, Oliveira DR, Vieira TC, Magalhães CS, Moreira AN. (2010). *Unusual Presentation of active implant periapical lesions: a report of two cases.* J Oral Sci. 52(3), 491-4

Takasaki AA, Aoki A, Mizutani K, Kikuchi S, Oda S, Ishikawa I. (2007). *Er:YAG laser therapy for peri-implant infection: a histological study*. Lasers Med Sci. 22(3), 143-57

Teughels W, Van Assche N, Sliepen I, Quirynen M. (2006). *Effect of material characteristics and/or surface topography on biofilm development*. Clin Oral Implants Rev. 17(2), 68-81.

Tomasi C, Derks J. (2012). *Clinical research of peri-implant diseases--quality of reporting, case definitions and methods to study incidence, prevalence and risk factors of peri-implant diseases*. J Clin Periodontol. 39, 207-223.

Van der Weijden GA, Van Bemmel KM, Renvert S. (2005) *Implant therapy in partially edentulous periodontally compromised patients: a review*. J Clin Periodontol. 32(5), 506-11.

Zahid TM, Wang BY, Cohen RE. (2011). *The effects of thyroid hormone abnormalities on periodontal disease status.* Int J Oral Maxillofac Implants. 26(6), 1309-16

Zhou W, Han C, Li D, Li Y, Song Y, Zhao Y. (2009). *Endodontic treatment of teeth induces retrograde peri-implantitis*. Clin Oral Implants Res. 20(12), 1326-32.

Zitzmann NU, Berglundh T (2008) *Definition and prevalence of peri-implant diseases* J Clin Periodontol. 35(8), 286-91.

ANEXO 1:

Solicitud y Permiso para recolección de datos del TFM en la 2da Especialidad de Periodoncia e Implantes de UAC

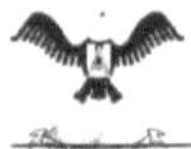

UNIVERSIDAD ANDINA DEL CUSCO
FACULTAD DE CIENCIAS DE LA SALUD
CARRERA PROFESIONAL DE ESTOMATOLOGÍA

SOLICITA: Permiso para realizar recolección de datos para la tesis del Master en Medicina Oral y Cirugía Implantológica Avanzada en la 2da especialidad de Periodoncia e Implantes.

SEÑOR:
Dr. Cesar Herrera Menéndez
Coordinador de las 2das Especialidades de la Escuela Profesional de Estomatología de la Facultad de Ciencias de la Salud de la Universidad Andina del Cusco.

Yo, Gustavo Adolfo Becerra Infantas Cirujano Dentista con Colegiatura N° 16513 e identificado con D.N.I: 40624219, domiciliado en la Urb. Quispicanchis G-4, Av. Nicaragua Cusco, docente de la especialidad de Periodoncia e Implantes y Rehabilitación Oral de la Universidad Andina del Cusco me presento ante usted y expongo

Que cursando el Master en Medicina Oral y Cirugía Implantológica Avanzada de la Universidad Católica de Murcia-España y tener aprobado el plan de tesis titulado: **"Nivel de conocimiento sobre la Periimplantitis de los Residentes de la Especialidad de Periodoncia e Implantes de la Escuela Profesional de Estomatología de la Universidad Andina del Cusco - 2017"**, le solicito permiso para realizar recolección de datos en la Especialidad de Periodoncia e Implantes en el semestre 2017-II.

Por lo expuesto:

Es justicia que espero alcanzar.

Cusco 20 de Noviembre 2017.

....

Dr. Ms. Esp. C.D. Gustavo Adolfo Becerra Infantas
Docente de la 2da Especialidad
UAC

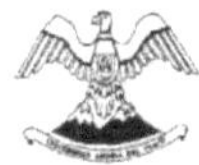

UNIVERSIDAD ANDINA DEL CUSCO

FACULTAD DE CIENCIAS DE LA SALUD
COORDINACION DE SEGUNDA ESPECIALIDADE E.P.
ESTOMATOLOGÍA

"Año del Buen Servicio al Ciudadano"
"Cusco Capital Histórica del Perú"

Cusco, 06 Diciembre de 2017

OFICIO Nº 147 – 2017-SE- CPE-FCSa/UAC

Señor:
DR. JUAN CARLOS VALENCIA MARTINEZ
DECANO DE LA FACULTAD DE CIENCIAS DE LA SALUD
UNIVERSIDAD ANDINA DEL CUSCO

ASUNTO: SOLICITO PERMISO PARA REALIZAR RECOLECCION DE DATOS PARA LA TESIS DEL MASTER EN MEDICINA ORAL Y CIRUGIA IMPLANTOLOGICA AVANZADA EN LA 2DA ESPECIALIDAD DE PERIODONCIA E IMPLANTES.

Es grato dirigirme a Ud. para solicitarle el permiso correspondiente para el Dr. Ms .Esp. C.D. Gustavo Adolfo Becerra Infantas, quien cursando el Master en Medicina Oral y Cirugía Implantológica Avanzada en la Universidad de Murcia- España, solicita la autorización para poder realizar la recolección de datos correspondientes en la Especialidad de Periodoncia e Implantologia; para lo cual adjunto la solicitud presentada a la Coordinación de Segundas Especialidades.

Agradeciéndole anticipadamente por la atención, aprovecho la oportunidad para expresarle mis consideraciones de estima personal.

Atentamente

DR. CESAR ENRIQUE HERRERA MENENDEZ
COORDINADOR DE SEGUNDAS ESPECIALIDADES
ESCUELA PROFESIONAL DE ESTOMATOLOGIA

CEHM/CERV
Cc Archivo

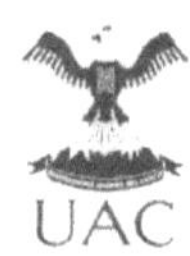

UNIVERSIDAD ANDINA DEL CUSCO
FACULTAD DE CIENCIAS DE LA SALUD
Prolongación Av. Manco Ccapac s/n. Qollana – San Jerónimo
Central telefónica 084 -605000 Anexo 3102.

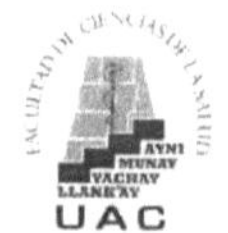

Cusco, 11 de diciembre del 2017

PROVEÍDO N° 652 - 2017-FACSA-UAC.
REFERENCIA: OFICIO N° 147-2017-SE-CPE-FCSa/UAC- "PERMISO PARA REALIZAR RECOLECCIÓN DE DATOS PARA LA TESIS DEL MASTER EN MEDICINA ORAL Y CIRUGÍA IMPLANTOLOGICA AVANZADA EN LA 2DA ESPECIALIDAD DE PERIODONCIA E IMPLANTES.

A: DR. CESAR HERRERA MENENDEZ
COORDINADOR DE LAS SEGUNDAS ESPECIALIDADES PROFESIONALES DE ESTOMATOLOGIA DE LA UNIVERSIDAD ANDINA DEL CUSCO.

VISTO: El documento que antecede en referencia, **AUTORICESE** al Dr. César Herrera Menéndez, Coordinador de las Segundas Especialidades en Estomatología, lo solicitado mediante Oficio N° 147-2017-SE-CPE-FCSa/UAC, en el presente semestre académico **Regístrese**.................................

UNIVERSIDAD ANDINA DEL CUSCO
Facultad de Ciencias de la Salud
Dr. Juan Carlos Valencia Martinez
DECANO

ANEXO 2:

Lista de alumnos matriculados en semestres académico 2017-II la 2da Especialidad de Periodoncia e Implantes de UAC

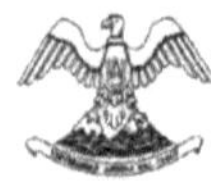

UNIVERSIDAD ANDINA DEL CUSCO
FACULTAD DE CIENCIAS DE LA SALUD
COORDINACION DE SEGUNDA ESPECIALIDADE E.P. ESTOMATOLOGÍA

"Año del Buen Servicio al Ciudadano"
"Cusco Capital Histórica del Perú"

LISTA DE MATRICULADOS EN EL CICLO 2017-II

1. 017201690G ACURIO VELARDE ISRAEL DENNIS
2. 017201691C ARTEAGA BEIZAGA MARIA RAYSA
3. 017201692J CABALLERO DE LOS RIOS KARINA BRIGITTE
4. 017201693F CAMACHO QQUELLON JULIO DAVID
5. 017201694B CHAVIGURÍ MONZÓN JUAN DAVID
6. 017201695I CHIPA GUISADO LIZBENIA
7. 017201696E FIGUEROA CONCHA MIGUEL ANGEL
8. 017201697A GOYZUETA VERGARA JHONATAN MARIO
9. 017201698H HUAMANI POZO NEIL
10. 017201699D HUAYLLA CÓRDOVA GUIDO SIMON
11. 017201700B JIMÉNEZ ALVAREZ MARÍA NAZARET
12. 017201701I MENDIVIL FIGUEROA JOSE HEBERT
13. 017201702E PONCE DE LEON QUISPE LUDWING RAÚL
14. 017201703A ROMOACCA CAZAS GLADIS TERESA
15. 017201704H SARMIENTO SARAVIA JESSICA ARABEL
16. 017201705D TELLO HUARANCCA SOSIMO
17. 017201706K VALDIVIA BACA HUDSON
18. 017201707G VERGARA VARGAS PERSY FERNANDO
19. 017201821D ZARAVIA QUISPE JOSE LUIS
20. 013300741B Alvarez Villafuerte Robinson
21. 017101838B Bravo Alvarez Maria Lady
22. 017101834G Camacho Salcedo Saul Alex
23. Canahuire Marca Omar
24. 017101826D Chuchi Cisneros Nancy
25. 017101828G Del Carpio Paz Jeanine Katherine
26. 017101841C Delgado Villalobos Hugo
27. Gambarini cruz karla
28. 017101844B Gonzales Zevallos Kelly Karina
29. 017101843F Leguia Alarcon Elsira Corina
30. 017101836J Mayorga Madrid Mery Violeta
31. 017101831H Portillo Molina Paul Americo
32. 017101830A Puma Pari Deysi Shirley
33. 017101835C Quin Guerra Gerson
34. Quispe Montesinos Jaime
35. 017101825H Ramos Aguilar Ypatia
36. 017101833K Reinoso Zevallos Jenny
37. 017101837F Reyes Guevara Jorge
38. 017101839I Reyes Peña Franklin Andres
39. 017101842J Rosenthal Arias Carlos Ivan
40. 017101840G Solis Alfaro Roger Williams
41. 014101444G Tuny Lozano Nancy Elizabeth

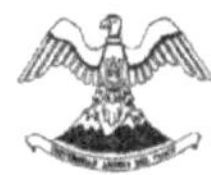

42. 017101832D Vera Hurtado Yorki Yino
43. 016102288G Cotacallapa Gonzales Percy
44. 016102290A Loli Cevallos Rafael Eduardo
45. 016102285H Morales Almiron Luz Derly
46. 016102289C Orue Espinoza Everth
47. 016102280F Paredes OcampoClint Robert
48. 016102283E Quispe ChipanaLisbeth Magda
49. 016102292D Suca Huaquipaco Edgar Rogelio
50. 016102298B Valenzuela PachacamacEdith Julibeth

Atentamente

DR. CESAR ENRIQUE HERRERA MENENDEZ
COORDINADOR DE SEGUNDAS ESPECIALIDADES
ESCUELA PROFESIONAL DE ESTOMATOLOGIA

CEHM/CERV
Cc. Archivo

ANEXOS 3:

Cuestionario sobre Nivel de Conocimientos en Periimplantitis

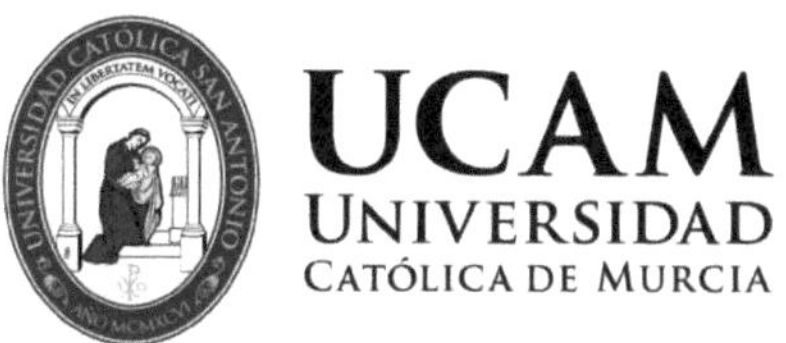

ESCUELA DE ODONTOLOGÍA

MASTER EN MEDICINA ORAL Y CIRUGÍA IMPLANTOLÓGICA AVANZADA

Cuestionario Validado sobre Nivel de Conocimientos en Periimplantitis

A continuación usted va encontrar una serie de preguntas relacionadas con los periimplantitis. Esta encuesta es anónima porque nuestro objetivo no es evaluarlo a usted. Lea despacio y tómese su tiempo para contestar. Las respuestas a seleccionar pueden ser más de una. Las que usted considere acertadas, márquelas con una cruz.

1. ¿Cómo se puede definir la Periimplantitis?
   a) Conjunto de procesos infecciosos donde predominan gérmenes gram negativos
   b) Proceso inflamatorio que afecta a todos los tejidos que rodean al implante, tanto a tejidos blando como a tejidos duros
   c) Patología que afecta a todos los tejidos que rodean al implante, donde predomina la bacteria A. Actinomycetemcomitans
   d) Conjunto de patologías inflamatorias de origen infeccioso que afectan a los tejidos de soporte periodontal
   e) Es una reacción inflamatoria reversible que afectan a los tejidos blando que rodean al implante

2. Según la clasificación de Jovanovic y Spiekermann (1995), una periimplantitis en la que se presente una extensa lisis ósea circunferencial, y una pérdida de la pared ósea vestibular o lingual, pertenece a la tipología:
   a) Periimplantitis grado 1
   b) Periimplantitis tipo 1
   c) Periimplantitis tipo 2
   d) Periimplantitis grado 4
   e) Ninguna de las anteriores

3. Según la clasificación clínico-terapéutica de la periimplantitis del Dr. Sánchez Salmerón (2008), una periimplantitis con ligera inflamación del ápice del implante, con dolor del ápice del implante a la palpación e implante fijo e indoloro a la percusión, pertenece a la tipología:
   a) Periimplantitis grado 2
   b) Periimplantitis tipo 2
   c) Periimplantitis grado 1-a
   d) Periimplantitis tipo 14
   e) Ninguna de las anteriores

4. En estudios publicados en los últimos años (Zitzmann, Lindhe 2008), se ha observado una prevalencia de periimplantitis en sujetos con implantes de:
   a) 48% b) 20% a 50%
   c) 17% c) +50% e) Ninguna de las anteriores

5. El tejido queratinazado alrededor del implante:
   a) Es preferible a un tejido no queratinazado alrededor del implante.
   b) Ofrece una protección mayor contra la periimplantitis por mejorar el control de placa.
   c) No ejerce tracción sobre el implante debido a sus características funcionales.
   d) Todas las respuestas anteriores son correctas
   e) Solo es cierto b y c

6. ¿En la actualidad cuales son los factores de riesgo para la periimplantitis?
   a) Mala higiene oral, prótesis cementadas, tabaco, sobrecarga oclusal, historia de enfermedad periodontal previa enfermedades sistémica, superficie del implante.
   b) Mala higiene oral, mala posición del implante, historia de enfermedad periodontal previa
   c) Infección bacteriana, tabaco, sobrecarga oclusal, historia de enfermedad periodontal previa
   d) Diabetes, bifosfonatos, osteoporosis
   e) Ninguna de las anteriores

7. La detoxificación de la superficie implantaría se puede realizar con:
   a) Laser diodo
   b) Laser de Er:YAG
   c) Gluconato de Clorhexidina
   d) Peróxido de hidrogeno al 3%
   e) Todas las anteriores

8. Para el tratamiento de la periimplantitis, el instrumental que debemos usar será:
   a) De teflón.
   b) De titanio.
   c) De carbono-composite.
   d) Todas las anteriores
   e) Es cierto a y b

9. ¿En los últimos estudios se ve que el ácido hialurónico actúa en el tratamiento de la periimplantitis cómo?
   a) Como solvente debido a su densidad
   b) Favoreciendo la regeneración ósea por su capacidad osteogénica y osteoinductora.
   c) Ayudando a la recuperación de los tejidos blandos.
   d) Todas las anteriores son ciertas.
   e) Es cierto b y c

10. Los procedimientos quirúrgicos que podemos seguir para el tratamiento de la periimplantitis son:
   a) Cirugía receptiva , cirugía regenerativa
   b) Cirugía de acceso, cirugía de Implantoplastia, cirugía regenerativa
   c) Cirugía de acceso, Cirugía de receptiva, Cirugía regenerativa, Terapia combinada
   d) Cirugía de receptiva, cirugía de Implantoplastia, cirugía regenerativa, Terapia combinada
   e) Cirugía de Implantoplastia y cirugía regenerativa

Muchas gracias.

ANEXO 4:

Validación de instrumentos por juicio de expertos

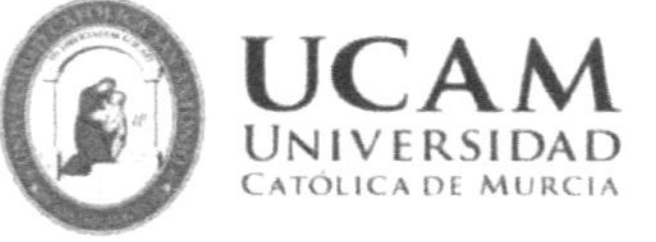

ESCUELA DE ODONTOLOGIA

TRABAJO DE FIN DE MASTER

CERTIFICADO DE VALIDEZ DE CONTENDO DEL INSTRUMENTO QUE MIDE ....

Nº	DIMENSIONES / ítems	Pertinencia[1]		Relevancia[2]		Claridad[3]		Sugerencias
	DIMENSIÓN 1	SI	No	SI	No	SI	No	
1	R1 - 1ª Semestre	X		X		X		
2								
3								
	DIMENSIÓN 2	SI	No	SI	No	SI	No	
4	R1 - 2do Semestre	X		X		X		
5								
6								
	DIMENSIÓN 3	SI	No	SI	No	SI	No	
7	R2 - 4to Semestre	X		X		X		
	DIMENSIÓN 4	SI	No	SI	No	SI	No	
8								
9								

Observaciones (precisar si hay suficiencia):____________________________

Opinión de aplicabilidad: **Aplicable [X]** **Aplicable después de corregir [ ]** **No aplicable [ ]**

Apellidos y nombres del juez validador. Dr.: CESAR HERRERA MENENDEZ...... **DNI:** 29377455

Especialidad del validador: Doctor en Ciencias de la Salud.

01 **de** Diciembre **del 2017**

[1]**Pertinencia:** El ítem corresponde al concepto teórico formulado.
[2]**Relevancia:** El ítem es apropiado para representar al componente o dimensión específica del constructo
[3]**Claridad:** Se entiende sin dificultad alguna el enunciado del ítem, es conciso, exacto y directo

Nota: Suficiencia, se dice suficiencia cuando los ítems planteados son suficientes para medir la dimensión

Dr. Cesar Herrera Menendez
DOCTOR EN CIENCIAS DE LA SALUD

Firma y sello del Experto

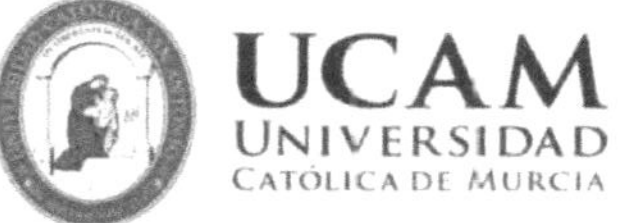

UCAM UNIVERSIDAD CATÓLICA DE MURCIA

ESCUELA DE ODONTOLOGIA

TRABAJO DE FIN DE MASTER

CERTIFICADO DE VALIDEZ DE CONTENDO DEL INSTRUMENTO QUE MIDE ....

Nº	DIMENSIONES / ítems	Pertinencia[1]		Relevancia[2]		Claridad[3]		Sugerencias
	DIMENSIÓN 1	SI	No	SI	No	SI	No	
1	R1 - 1ro Semestre	X		X		X		
2								
3								
	DIMENSIÓN 2	SI	No	SI	No	SI	No	
4	R1 - 2do Semestre	X		X		X		
5								
6								
	DIMENSIÓN 3	SI	No	SI	No	SI	No	
7	R2 - 4to Semestre	X		X		X		
	DIMENSIÓN 4	SI	No	SI	No	SI	No	
8								
9								

Observaciones (precisar si hay suficiencia): ____________________

Opinión de aplicabilidad: **Aplicable [X]** **Aplicable después de corregir [ ]** **No aplicable [ ]**

Apellidos y nombres del juez validador. Dr.: Juan Carlos Valencia Martínez **DNI:** 23966068

Especialidad del validador: Doctor en Ciencias de la Salud

01 de Diciembre del 2018

[1]**Pertinencia:** El ítem corresponde al concepto teórico formulado.
[2]**Relevancia:** El ítem es apropiado para representar al componente o dimensión específica del constructo
[3]**Claridad:** Se entiende sin dificultad alguna el enunciado del ítem, es conciso, exacto y directo

Nota: Suficiencia, se dice suficiencia cuando los ítems planteados son suficientes para medir la dimensión

Dr. Juan Carlos Valencia Martinez
DOCTOR EN CIENCIAS DE LA SALUD

Firma y sello del Experto

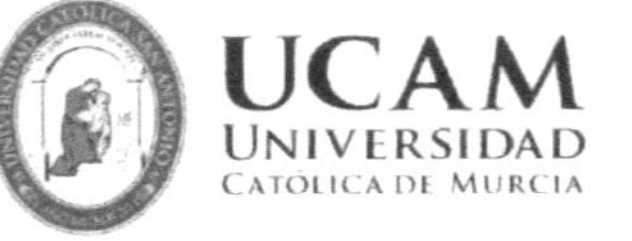

ESCUELA DE ODONTOLOGIA

TRABAJO DE FIN DE MASTER

CERTIFICADO DE VALIDEZ DE CONTENDO DEL INSTRUMENTO QUE MIDE ....

N°	DIMENSIONES / items	Pertinencia[1]		Relevancia[2]		Claridad[3]		Sugerencias
	DIMENSIÓN 1	Si	No	Si	No	Si	No	
1	R1 1° Semestre	x		x		x		
2								
3								
	DIMENSIÓN 2	Si	No	Si	No	Si	No	
4	R1 2do Semestre	x		x		x		
5								
6								
	DIMENSIÓN 3	Si	No	Si	No	Si	No	
7	R2 4to Semestre	x		x		x		
	DIMENSIÓN 4	Si	No	Si	No	Si	No	
8								
9								

Observaciones (precisar si hay suficiencia):______________________________

Opinión de aplicabilidad: Aplicable [ ] Aplicable después de corregir [ ] No aplicable [ ]

Apellidos y nombres del juez validador. Dr.: Deyvis R. Villa Palomino DNI: 40507551

Especialidad del validador: Doctor en Ciencias de la Educación

01 de Diciembre del 2017

[1]**Pertinencia**: El item corresponde al concepto teorico formulado.
[2]**Relevancia**: El item es apropiado para representar al componente o dimensión especifica del constructo
[3]**Claridad**: Se entiende sin dificultad alguna el enunciado del item, es conciso, exacto y directo

Nota. Suficiencia, se dice suficiencia cuando los items planteados son suficientes para medir la dimensión

Firma y sello del Experto

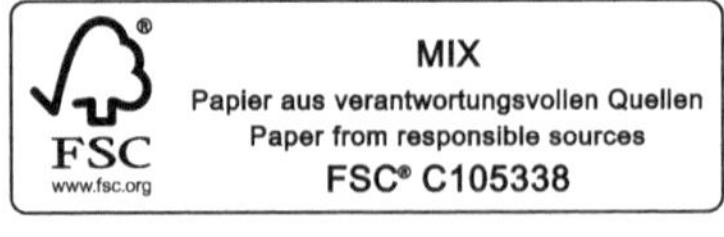

Printed by Books on Demand GmbH, Norderstedt / Germany